Cáncer en la infancia

Apoyado en Caso Clínico

REVISIÓN BIBLIOGRÁFICA

PATRICIA GARCÍA FERNÁNDEZ

Trabajo fin de Grado en Enfermería, 2014

Copyright © 2017 Molina Moreno Editores. All rights reserved.
Edita: Molina Moreno Editores molina.moreno.editores@gmail.com
Diseño de portada: Molina Moreno Editores
ISBN-10: 1544626746
ISBN-13: 978-1544626741
Cáncer en la infancia – *Apoyado en Caso Clínico – Revisión Bibliográfica*
Autora de la obra: Patricia García Fernández
Editor: Diego Molina Ruiz
Primera Edición – 10/03/2017
Serie: Mi Trabajo Fin de Grado - Libro 3.

RESUMEN

La leucemia linfoblástica aguda (LLA) es la enfermedad que mayor incidencia tiene en niños en edad preescolar. Dicha enfermedad consiste en la proliferación incontrolada de células hematopoyéticas. Es considerada una enfermedad grave, que amenaza la vida del niño que la padece, aunque actualmente el pronóstico es cada vez más favorable. La gravedad de la enfermedad genera en el niño y en su familia múltiples y distintas reacciones emocionales, como incertidumbre, ansiedad, miedo o culpa entre otras. Cada etapa de la enfermedad tiene un impacto diferente en el niño y familia a nivel psicológico. Este daño psicológico, depende también de la edad, la red de apoyo, el conocimiento de la familia sobre la propia enfermedad, o el pronóstico de la misma. Es importante conocer la percepción de cada niño y familia para ayudarlos en el afrontamiento de la enfermedad, a lo largo de las distintas fases. Las intervenciones de enfermería serán distintas en cada una de esas etapas, y vitales para la adaptación del niño y la familia a la nueva situación.

Palabras clave: Cáncer, niño, preescolar, padres, tratamiento, familia, estrategias de afrontamiento, hospital, problemas emocionales, calidad de vida, enfermería, leucemia linfoblástica aguda, intervenciones enfermería, cuidados hogar.

Abstract

Acute lymphoblastic leukemia (ALL) is a disease of higher incidence in preschoolers. This disease is uncontrolled proliferation of hematopoietic cells. It is considered a serious disease that threatens the life of the child who has it, but now the outlook is increasingly favorable. The severity of the disease causes in children and its many and various emotional reactions, such as uncertainty, anxiety, fear or guilt among other family. Each stage of the disease has a different impact on the child and family psychological level. This psychological damage also depends on the age, the support network, family knowledge about the disease itself, or prognosis of it. It is important to know the perception of each child and family to assist them in coping with the disease throughout the different phases. Nursing interventions will be different in each of these stages, and vital to the child's adjustment and family to the new situation.

Keys words: self care agency, self care nursing, cancer, children, pediatric oncology, preschool, parents, treatment, family, coping strategies, hospital, emotional problems, quality of life, nursing, acute lymphoblastic leukemia, home care, nursing intervention.

ÍNDICE

1. Resumen 3
2. Introducción y justificación 7
3. Marco conceptual 9
3.1. El Cáncer en la Infancia 9
3.2. Percepción de la enfermedad oncológica en la edad preescolar 10
3.3. La familia y el cáncer en la infancia 11
3.4. La enfermería dentro del proceso de enfermedad.. 12
4. Objetivos... 15
4.1. Objetivos generales... 15
4.2. Objetivos específicos 15
5. Metodología 17
6. Desarrollo 19
6.1. Percepciones en la etapa diagnóstica 19
6.1.1. El niño en la etapa del diagnóstico... 20
6.1.2. La familia ante el diagnóstico 20
6.1.3. Proceso comunicativo establecido por enfermería 21
6.2. Percepciones en la etapa de tratamiento 23
6.2.1. Tipos de tratamiento.. 23
6.2.2. Efectos secundarios del tratamiento 24
6.2.3. La Hospitalización 24
6.2.4. Atención en el domicilio 28
6.2.5. Papel de la enfermería durante el tratamiento 30
6.3. Percepciones durante el control evolutivo 31
6.3.1. La vuelta a casa 31
7. Propuestas de mejora... 33
8. Bibliografía.. 37
9. Anexos... 41

2. INTRODUCCIÓN Y JUSTIFICACIÓN

El cáncer infantil es una enfermedad grave, que aunque no suele ser muy frecuente, cambia por completo la vida del niño y de la familia, desde sus percepciones, educación, hasta la vida social y familiar de los mismos. Se puede decir que esta patología marca un antes y un después en sus vidas. Es la segunda causa de muerte infantil, tras los accidentes. Según el Registro Nacional de Tumores Infantiles en España, se dan aproximadamente unos 1400 casos anuales (RNTISEHOP, 2014), entre niños y adolescentes (0-18 años).

Los tumores infantiles tienen unas connotaciones distintas a los adultos, como son el tipo de tumor, el rápido crecimiento del mismo y la sensibilidad a los distintos tratamientos (Pan R, Marques AR, Costa Júnior ML, Nascimento LC., 2011). Los tipos de tumores más frecuentes en pediatría son, de creciente a decreciente, leucemias, linfomas, sarcomas, tumores del SNC y tumores embrionarios, como se constata más adelante.

Aun siendo una enfermedad de alta gravedad, el 75% de los casos detectados son curables en los países desarrollados. Se necesita un diagnóstico precoz, y tratamiento adecuado. Junto a estas dos variables, es imprescindible el trabajo de un equipo multidisciplinar, que aúnen todas sus fuerzas en un objetivo común: ofrecer cuidados de calidad, proporcionando el máximo bienestar, no solo desde el punto de vista físico, sino también psicológica, social y espiritualmente, así como la atención a la familia. Es importante no olvidar, que en estos casos el paciente es un niño. Por lo cual, hay que integrar todo el proceso dentro de la vida de este, intentando normalizar la situación lo máximo posible, ofreciendo continuidad en una vida que ha sido interrumpida por este funesto diagnóstico. El paciente estará en el centro del proceso, atendiendo así todas sus necesidades médicas, enfermeras, psicológicas, y espirituales, entre otras.

Aunque el pronóstico es cada vez más favorable gracias a los diagnósticos y los tratamientos, es necesario un largo periodo de hospitalización, siendo considerados los pacientes oncológicos pediátricos como pacientes crónicos. La atención a este tipo de pacientes debe ser prestada en la Unidad de Oncología Pediátrica. Incluyendo al adolescente de hasta 18 años, porque se ha demostrado que estando en esta unidad, el pronóstico es más favorable, según nos muestra López-Ibor, B. (2009). Es importante, que estas unidades de oncología pediátrica, incluyan todas las especialidades necesarias (UCI pediátrica, cuidados paliativos, quimioterapia...), así como las pruebas diagnósticas requeridas por el cáncer infantil.

El hecho de ser hospitalizados tiene una gran repercusión para ellos, pues supone sacarlos de su entorno (su casa), aquel lugar que les proporciona seguridad, siendo ubicados en los hospitales, lugares percibidos como medios hostiles, por nuestros enfermos. Viviendo así una experiencia traumática, que les genera una situación real de estrés y vivencias negativas, que asumen también sus familiares.

Como se ha referido con anterioridad un 75% de los diagnosticados sobreviven, ahí radica la importancia de conocer las consecuencias que tiene la enfermedad y el tratamiento a largo plazo. Estudiando no sólo las secuelas en el organismo, sino también esas secuelas psicológicas que puedan quedar y afectar a la maduración del individuo y a su personalidad en la vida adulta. Es importante saber que un 25% de enfermos no llegan a alcanzar la curación y mueren (RNTI-SEHOP, 2014). En estos casos, es importante los cuidados que se proporcionan al final de la vida, y por supuesto es vital, ayudar a padres y hermanos, a asumir la pérdida (Del Rincón C., Martino R., Catá E. y Montalvo G., 2008).

En la bibliografía revisada, se hace especial hincapié en la necesidad que tienen los padres de estar informados, así como la necesidad de apoyo. Abordando también, la implicación de los padres en el cuidado de sus hijos. A lo largo de esta revisión de la literatura, se pretende profundizar en aspectos como los señalados anteriormente. También centraremos nuestra revisión, en las percepciones del paciente y sus padres durante el diagnóstico, tratamientos, hospitalización-atención domiciliaria y controles evolutivos. Así como las estrategias de afrontamiento, sin olvidar la figura del hermano (Espada M. C., y Grau C., 2012).

Para este problema de salud, y gracias a los avances en la medicina y tecnología de la actualidad, ciertos tratamientos e intervenciones que antes se hacían en medios hospitalarios, se pueden realizar en los domicilios. Esta alternativa es ofrecida a los pacientes y acogida con interés y gratitud, porque supone no abandonar su hogar, su vida, permanecer en un espacio seguro y cómodo para ellos (Yildirim Sari Hatice, Yilmaz Medine, Ozsoy Su¨heyla, Kantar Mehmet, Cetingul Nazan C, 2013). La percepción del paciente y de sus padres está relacionada con la etapa evolutiva, en este trabajo nos centraremos en la edad preescolar.

3. MARCO CONCEPTUAL

3.1. El Cáncer en la Infancia

Según la Organización Mundial de la Salud podemos definir el cáncer como *"El cáncer es un proceso de crecimiento y diseminación incontrolados de células. Puede aparecer prácticamente en cualquier lugar del cuerpo. El tumor suele invadir el tejido circundante y puede provocar metástasis en puntos distantes del organismo. Muchos tipos de cáncer se podrían prevenir evitando la exposición a factores de riesgo comunes como el humo de tabaco. Además, un porcentaje importante de cánceres pueden curarse mediante cirugía, radioterapia o quimioterapia, especialmente si se detectan en una fase temprana"*. Existen ciertas diferencias que lo distinguen del cáncer en la infancia, y se exponen a continuación.

El cáncer infantil es entendido como un complejo y heterogéneo número de enfermedades.

Según la Fundación de Oncología Infantil Enriqueta Villavecchia (2014), podemos definir cáncer como una alteración del ADN, capaz de transformar una célula normal, en una célula tumoral. Es decir, tiene el origen en una única célula maligna, que comienza a crecer de manera descontrolada, en su lugar de origen y en otros lugares del propio cuerpo.

Los mecanismos capaces de alterar la genética son complejos y a veces desconocidos. Existen factores ambientales de tipo físico, biológico o químico que pueden desencadenar la enfermedad en un momento determinado, pero hasta el momento se desconocen las causas exactas que desarrollan la enfermedad.

El cáncer infantil tiene ciertas diferencias con respecto al adulto. Como se puede contemplar en el artículo de Pan R, Marques AR, Costa Júnior ML, Nascimento LC (2011), el cáncer infantil tiene menor periodo de latencia, el crecimiento es más rápido, son más invasivos, responden

mejor al tratamiento y, en su mayoría, son considerados de buen pronóstico (Rohini K. Hernández et al. 2013).

Según el Registro Nacional de Tumores Infantiles (RNTI-SEHOP, 2014), alrededor de 1400 niños enferman anualmente en España de cáncer. Aunque es una enfermedad poco frecuente en los niños, es considerada segunda causa de muerte infantil, tras los accidentes. En la actualidad, el número de casos aumenta de manera paulatina, pero constante. Esta enfermedad llega a causar gran impacto, no sólo en la vida del niño, sino también de su familia, pues es un importante problema de salud. Durante las últimas décadas, las técnicas de diagnósticos y los tratamientos han aumentado la supervivencia hasta en un 75% (Challinor Julia M, Hollis Rachel, Freidank Carola, Verhoeven Catherine, 2013) (Dodgshum Andrew J., 2014).

El cáncer infantil no es una enfermedad que se pueda prevenir, depende directamente del diagnóstico precoz y el tratamiento.

No obstante, los pacientes curados pueden tener secuelas durante el resto de su vida. Secuelas físicas, cognitivas, incluso afectivas entre otras (Medín G., 2009) (Bernabeu J., Fournier C., García-Cuenca E., Moran M., Plasencia M., Prades O., Celma M.A., y Cañete A., 2009).

Según datos rescatados de RNTI-SEHOP (2014), la incidencia de cáncer infantil en España es de 155,5 casos nuevos anuales por millón de niños-as de edad comprendida entre 0-14 años. Si hacemos una comparativa de nuestro país en relación a Europa, según tipo de tumor, los resultados obtenidos son muy similares. Si analizamos la incidencia a nivel autonómico, he de decir que los nuevos casos esperados dependerán directamente del tamaño de la población infantil. La incidencia de los distintos tipos de tumores, varían según las edades. Los tumores más frecuentes son leucemias en 30%, tumores del SNC 22%, linfomas 13% como mostramos en el ANEXO I (RNTI-SEHOP, 2014), (Del Rincón C., Martino R., Catá E., y Montalvo G., 2009) (Hernández S., 2009), dependiendo también de la edad en la que nos encontremos. Como se ha mencionado antes, existe una relación entre el tipo de tumor y la edad del niño. Por lo que es importante definir la etapa en la que se centra esta revisión: edad preescolar (3-6 años), así como el cáncer más habitual en la misma: leucemia (Clarke Juanne N., 2006).

3.2. Percepción de la enfermedad oncológica en la edad preescolar

Durante esta etapa de la infancia, el desarrollo más importante está en el ámbito lingüístico.

Aquí el niño es capaz de reconocer las distintas partes que forman su cuerpo, siendo capaz de detectar la parte enferma. Cree que la enfermedad es causada por un factor externo, o un accidente. Durante estos años el niño percibe la muerte como un sueño en el que se pierde la movilidad, separación o mal funcionamiento temporal. Nos encontramos en la etapa del pensamiento mágico (los muertos caminan, comen…). Los niños se muestran irritables, ansiosos o tristes al sentir restringidas sus actividades. Es en esta etapa, cuando viven la muerte, en algunos casos, como un castigo por mal comportamiento (Del Rincón C., 2008).

Como se ha referido con anterioridad, la leucemia es el tipo más frecuente entre los niños de 3-6 años. En este caso la médula produce glóbulos blancos anormales. Dichas células ocupan el lugar de las células sanguíneas sanas e impiden que la sangre cumpla su función. Existen varios tipos de leucemias, entre ellas la aguda (crece rápidamente) y crónica (de crecimiento más lento), leucemia linfoblástica aguda y linfoblástica crónica. Normalmente se produce la leucemia de tipo linfoblástica aguda (LLA), por tanto, nos centraremos en ella.

Este tipo de leucemia, produce excesivas cantidades de linfocitos, que invaden la sangre, la médula ósea y los tejidos linfáticos, pudiendo producir inflamación. Normalmente el enfermo presenta pérdida de apetito, sensación de debilidad, fatiga, fiebre, dolores óseos, en las articulaciones y músculos, hematomas en brazos y piernas (por falta de plaquetas). Puede, incluso, hemorragias en nariz (epistaxis) o encías (Fundación Josep Carreras contra la leucemia ,2009), (AECC junior, 2014) (Hernández Rohini K et al. 2013).

Un diagnóstico de leucemia puede producir una gran respuesta emocional en el paciente y la familia. La negación, desesperación y miedo son muy comunes en un primer momento. Los niños sienten en muchas ocasiones temor y soledad, además son muy pequeños para comprender la naturaleza del problema. Para ellos, es difícil adaptarse a la nueva situación, en la cual tienen que faltar al colegio, no pueden jugar con sus amigos y se les aparta de sus tareas diarias, durante algún tiempo. Es importante que la reincorporación a estas actividades sea lo antes posible, pues con ello se consigue aliviar y dar seguridad al pequeño, así como continuar su desarrollo (Del Rincón C., 2008), (Yildirim Sari Hatice, 2013), (Williams Phoebe D., Williams Arthur R.,Kelly Katherine P.,Dobos Carol, Gieseking Annie, Connor Renee, Ridder Lavonne, Potter Nancy, Del Favero Deborah, 2013). Las reacciones emocionales de las que hablamos, son distintas en cada niño, dependiendo de si él conoce su estado actual o no lo conoce. Las reacciones ante la verdad, son también diferente en cada persona, y dependen del

apoyo emocional que reciban, la información que se haya ofrecido o la atención sanitaria que estén recibiendo, entre otros factores.

Estos pequeños se enfrentan a situaciones realmente complejas, que los hacen más susceptibles a desarrollar problemas emocionales y sociales, llegando a disminuir su calidad de vida. Los niños toman conciencia de la gravedad de su enfermedad, pero observan en muchos casos, que sus padres no les cuentan la verdad, ocultando información, por lo que estos niños, disimulan lo que saben. Todo esto lleva a un pacto de silencio, con el que se impide que el niño muestre sus sentimientos, sus miedos y temores, ocasionando soledad. Una buena comunicación es una de las estrategias de afrontamiento usada en estas situaciones. Es bueno que médicos y enfermeras estimulen a los padres para a tener una comunicación abierta con su hijo enfermo.

3.3. La familia y el cáncer en la infancia

Por otra parte los padres de estos niños se muestran confundidos, enfadados y sienten mucho temor, responden de forma compleja desde el punto de vista emocional (Grau C., y Espada M.C., 2012). Durante este proceso, los padres invierten mucho tiempo en el niño, descuidan a sus otros hijos o a la pareja, incluso llegan a perder sus trabajos, lo que conlleva a una inestabilidad económica. Estas variables son fuente de problemas en la familia. Pero es la angustia emocional la que interfiere, en mayor medida, en el funcionamiento familiar, la interacción padre-hijo y en la calidad de vida (Sheri L. Robb y Deanna Hanson-Abromeit,2013). Es esta angustia, miedo e incluso el ocultismo de información a su hijo, como dijimos antes, lo que les lleva a querer aparentar normalidad frente al niño, cuanto más grave es la situación, mayor normalidad quieren aparentar. Esta situación, aumenta los niveles de ansiedad en los padres, y genera más tensión en la dinámica familiar, llegando a provocar en el niño enfermo mayor aislamiento, y soledad .Cuando las emociones son retenidas por ambas partes, se corre el riesgo de que el niño no sea capaz de adherirse al tratamiento (Palacios-Espinosa X., Vargas-Sterling L.P., 2011).

Los hermanos también se ven afectado por el problema. Ellos sienten miedo, creen que también se van a enfermar. Se sienten culpables y piensan que su hermano está enfermo a consecuencia
de algo que hicieron o dijeron ellos en el pasado. A menudo reciben menos atenciones de sus padres, quienes dedican más tiempo al niño enfermo, y eso les entristece (Yildirim Sari Hatice,2013), (Del Rincón C., 2008).

3.4. La enfermería dentro del proceso de enfermedad

Los familiares tienen dudas, y sienten la necesidad de establecer una comunicación terapéutica, dónde se dé información sobre las distintas fases del proceso. Ellos deben hablar con los profesionales sanitarios sobre sus problemas y reacciones. Para ello es fundamental que el personal de enfermería tenga formación en esta especialidad (Challinor J.M., 2013), así como habilidades en la comunicación (Del Rincón C., 2008). Las enfermeras son capaces de entender la complejidad de las emociones y conocen las necesidades de aquellos que se enfrentan a una enfermedad como la leucemia. Son ellas las que pasan la mayor parte del tiempo con el paciente, llegando a convertirse en sus confidentes, personas de su confianza, siendo consideradas por el niño y los propios padres, como de su familia, por tanto ayudarán mucho en cuanto al apoyo emocional se refiera (Ho Cheung William Li, 2013), (Kleim Paula, 2008), (Barnes M. J., Pressey J., Adams J., Hensler M.A., y Madan-Swain A., 2013).

En definitiva, estos pacientes y sus familiares, se ven sometidos a grandes cambios en sus vidas relacionados con la enfermedad, entre los que se encuentran los efectos secundarios del tratamiento, el miedo asociado a la incertidumbre y cambios en los roles, entre otros. Al tratarse de una enfermedad grave, el paciente se enfrenta a situaciones límites tales como la vida, la muerte, la esperanza, la desesperación, el miedo o la pérdida de control.

Esta persona sufre con los cambios físicos y psicológicos que todo ello acontece. Es importante saber que el afrontamiento del niño ante la enfermedad comienza desde el momento del diagnóstico y va hasta la etapa de cuidados paliativos (dependiendo de cada caso), Cada etapa de la enfermedad genera en el niño y en la familia una gama diferente de emociones. Los distintos tipos de afrontamiento o emociones, dependerán a su vez del tipo de leucemia, la fase en que se encuentre, pronóstico, efectos del tratamiento, información recibida, percepciones de amenaza, características personales, apoyo social, valores y actitudes. En la descripción de esas emociones nos centraremos a lo largo de este trabajo.

4. OBJETIVOS

4.1. Objetivos generales
- Conocer la percepción de padres y niños con cáncer en edad preescolar en las distintas etapas de la enfermedad oncológica.

4.2. Objetivos específicos
- Describir la percepción del niño cáncer en edad preescolar en las fases la hospitalización y/o atención domiciliaria.
- Identificar estrategias de afrontamiento usadas por el niño durante su enfermedad.
- Reconocer sentimientos y emociones que aparecen en los padres y hermanos en las distintas fases de la enfermedad.
- Identificar estrategias de afrontamiento usadas por los padres durante la enfermedad de su hijo.

5. METODOLOGÍA

El presente trabajo es una revisión bibliográfica. Los documentos utilizados proceden de las siguientes bases de datos: Ciberindex, Proquest Medical, Scielo, Lilacs, Cuiden, Cochrane y OidSp. Las palabras clases usadas, en español: Cáncer, niño, preescolar, padres, tratamiento, familia, estrategias de afrontamiento, hospital, problemas emocionales, calidad de vida, enfermería, leucemia linfoblástica aguda, intervenciones enfermería, cuidados hogar. En ingles: self care agency, self care nursing, cancer, children, pediatric oncology, preschool, parents, treatment, family, coping strategies, hospital, emotional problems, quality of life, nursing, acute lymphoblastic leukemia, home care, nursing intervention. Los resultado encontrados son de
hace 5 años. Aquellas fuentes bibliográficas escogidas antes de 2009 las seleccioné por considerarlas relevantes para mi trabajo. Dicho trabajo ha sido realizado en los meses de Febrero, Marzo y Abril de 2014, de entre un total de 31 artículos, de los cuales 16 son en inglés y 15 en español.

6. DESARROLLO

Como hemos referido, en este trabajo pretendemos conocer las distintas percepciones tanto del niño como de la familia en las distintas etapas de la enfermedad, a partir de la literatura revisada. Con toda la bibliografía hemos realizado este trabajo, en el que mostramos, además de las percepciones, las estrategias de afrontamiento del niño enfermo y de su familia, así como la importancia de distintos punto como son la información, la hospitalización o la atención a domicilio entre otros. Sin olvidar las intervenciones de enfermería a lo largo de todo el proceso oncológico pediátrico.

6.1. Percepciones en la etapa diagnóstica

En una enfermedad como la leucemia, el debut de la misma puede ser sin una sintomatología previa, detectándose en alguna analítica o revisión médica, realizados por otros motivos. En otras ocasiones, aparecen síntomas poco relevantes, que se pueden asociar a otras patologías, como virus e infecciones. Ante una sospecha de cáncer, el paciente es ingresado en una unidad de oncología. Aquí llega derivado de su médico de atención primaria, o incluso del servicio de urgencias. A partir de este momento, comienza la hospitalización. Durante las primeras horas, días de ingreso, se realizaran todas las pruebas pertinentes hasta conocer el diagnóstico. Algunas de estas pruebas son: Radiología, TAC, Resonancia Magnética, Ecografía, Radioisótopos, Histología, Microbiología, y Genética (González Carrión, 2007). Cuando la leucemia se detecta, tanto el niño como la familia se ven envuelta en una situación de incertidumbre, que conlleva a la aparición de distintas emociones entre ellas, el temor. Esto lleva a cambiar las expectativas de vida y las actitudes sociales, que se ven afectadas también por el aumento del nivel de estrés que aparece en la nueva vida de la familia. En estos primeros momentos la familia está a la espera de unos resultados, pero aún no han recibido la información necesaria como para afrontar la situación. Los sentimientos de ansiedad, ira, irritabilidad y temor son los que aparecen con mayor frecuencia. Por tanto, y como profesionales de enfermería, es importante que proporcionar, desde este primer momento, una atención basada en la confianza y la lealtad, estableciendo un lazo de unión entre paciente familia-enfermera, que será importante a lo largo de todas las etapas de la enfermedad, pues esta unión será beneficiosa para el desarrollo de las estrategias de afrontamiento (Clarke Juanne N., 2006), (Ho Cheung William Li, 2013), (Espada M.C., 2012), (Ortigosa J.M., 2009).

En esta etapa nos encontramos, con una de las fases más difíciles, tanto para el paciente como para la familia. Es un momento donde reciben la mayor parte de la información, y la escuchan con gran interés, pero a pesar de ello, y debido a la angustia que viven, esa información, no será del todo canalizada

por la familia. Siendo cierto lo leído durante la Tesis de González Carrión, *"Oirán mucho, pero escucharan poco"* (González Carrión, 2007, p.45).
Es en este momento donde se establece una relación entre el equipo sanitario, necesariamente un equipo multidisciplinar, y la familia. Precisando en todo momento una comunicación fluida, dónde se proporcione toda la información que la familia desee. Tendrán que ser atendidos por todos y cada uno de los miembros del equipo sanitario, según vaya siendo necesario. Solo de esta forma, se podrá ir controlando la angustia del enfermo y la familia ante el pronóstico de la enfermedad.

6.1.1. El niño en la etapa del diagnóstico

Retomando lo anterior, la fase de diagnóstico es una de las etapas con mayor impacto emocional, pues la leucemia supone una amenaza para la vida, pudiéndose equiparar con la muerte en algunos casos. Dicha amenaza es interpretada de manera distinta por cada una de las familias, dando lugar a distintos estilos de afrontamiento como pueden ser la negación, aceptación, desesperanza o ansiedad. A pesar de todo, en la actualidad, la leucemia no es considerada como una enfermedad terminal, y las intervenciones realizadas por el equipo sanitario no van en caminadas solo hacia el paciente, sino también hacia la familia. Durante esta etapa de diagnóstico, existen diferentes reacciones emocionales en los niños que afrontan la enfermedad, y en sus padres. La mayoría de los pequeños diagnosticados de leucemia, tiene cambios en el comportamiento y en el humor después de conocer el diagnóstico, algunas de estas reacciones son ansiedad, ira, o alteraciones del sueño entre otras. En esta etapa los niños no pueden seguir su vida normal, se les aparta de sus actividades sociales, no se les permite ir al colegio, no pueden jugar con los amigos…esto afecta al estado de ánimo del niño.

6.1.2. La familia ante el diagnóstico

Si nos centramos en la familia durante esta etapa, es importante saber que tras conocer el diagnóstico, esta queda muy lastimada, apareciendo múltiples problemas como la desorganización familiar, que pone a prueba los recursos adaptativos de la familia, y se traduce en cambios de roles. La aparición de la ansiedad, expresada a través de la irritabilidad, o alteraciones en comunicación. La fragilidad emocional, pues las respuestas afectivas son insuficientes, aparece la rabia, el dolor, la culpa, el temor, que amenazan el equilibrio familiar.

Además existe una tendencia a la reflexión, que lleva a crear nuevas normas dentro de la familia. Durante esta etapa, y debido a los sentimientos que aparecen en ella, la pareja puede verse afectada y distanciarse, amenazando la estabilidad del matrimonio y de la propia familia.

Esta enfermedad constituye un reto para todas las familias, incluso para las más estables. Las diferentes reacciones de los padres hacia su hijo enfermo pueden ser rabia, miedo, ansiedad, o sentimiento de culpa.

El personal sanitario, tiene que ayudar a normalizar estos sentimientos y animarlos a que sigan expresando lo que sienten. Por tanto es importante nuestra intervención para prevenir que estas reacciones se vuelvan patológicas y afecten al apoyo que los padres dan a sus hijos, pues para los padres, el momento de mayor ansiedad es aquel en el que dan el diagnóstico al niño. En cuanto a las reacciones que pueda tener el niño en esta etapa son la incredulidad, el shock por sobrecarga emocional, la negación, pues en algunos casos no quiere aceptar la información, miedo, ansiedad, culpa, o desesperación, como hemos ido mostrando a lo largo de este apartado (Dodgshum A.J., 2013), (Espada M.C., 2012), (Hernández S., 2009).

Como se ha mencionado anteriormente, la leucemia afecta al bienestar familiar, niño, padres y

hermanos. Nos centraremos ahora el los hermanos cuando conocen el diagnóstico. Ellos experimentan dificultades a nivel familiar, pues su vida diaria ha sido interrumpida. Esto puede tener diferentes consecuencias como la disminución del contacto social, pocas oportunidades de expresar lo que siente, sus preocupaciones. Todo esto desemboca en una alteración emocional como puede ser la ansiedad. Es importante que los hermanos de niños enfermos tengan apoyo social, pues solo así se conseguirá disminuir la ansiedad y los problemas de comportamiento.

Esto pone de manifiesto la importancia de realizar una intervención a nivel familiar, y no centrada sólo en el niño enfermo (del Rincón C., 2008), (Grau C., 2012).

6.1.3. Proceso comunicativo establecido por enfermería

Por otra parte, y como ya se ha mencionado, estamos en una etapa donde los padres y los niños reciben la mayor parte de la información. Existen casos en los que los niños no reciben esa información, no se les permite preguntar, lo que les lleva a pensar que tienen una grave enfermedad y sienten la necesidad de ser informados. Cuando el pequeño no recibe la información que necesita, este se encarga de recogerla el mismo, durante las visitas al hospital, o a través del distrés que aparece en sus padres, creando así su propia conclusión. Es importante, que exista una buena coordinación de los tiempos, así como de los roles de los distintos miembros del equipo multidisciplinar a la hora de informar al pequeño y a la familia. (Palacios-Espinosa X., Vargas-Sterling L.P., 2011), (Dennis Drotar, 2013).

El personal sanitario tiene que saber qué información dar, cómo y en qué momento darla. La información deberá incluir diagnóstico, características de la enfermedad, procedimientos que se llevarán a cabo y beneficios del trata-

miento, además de los efectos secundarios del mismo y las estrategias para disminuirlos. Con esto se conseguirá una buena adaptación psicológica del niño durante la etapa diagnóstica, pues los niños informados presentan mayor adaptación que aquellos que no lo están (Clarke,S., Davis, H., Jenney, M., Glaser y Eiser, C. 2004). El profesional deberá realizar una primera acogida emocional y tomar decisiones compartidas con
el enfermo y la familia, proporcionando los recursos que sean necesarios para facilitar la comprensión de la información. Se trata de comenzar un trabajo común dirigido por el propio paciente, dependiendo de sus necesidades, y por médicos y enfermeros, a través de la empatía y la escucha activa. Por tanto, el personal sanitario debe contar con una serie de habilidades y herramientas que ayuden a establecer una relación de ayuda integral durante el proceso de enfermedad. Es fundamental, como profesional de la enfermería, ayudar al niño a hacerse cargo de sus emociones, favoreciendo su expresión emocional, respetando los silencios y el llanto, así como el ritmo que marque para procesar la información. Cuando el niño entra en contacto con sus emociones es necesario ayudarlo a reconocerlas como propias de la situación que está viviendo, solo así será capaz de encontrar la calma y mantener la esperanza (Cunill M. y Serdá B.C., 2011), (Challinor J.M., Hollis R., Freidank C., Verhoeven C., 2013).

Con el fin de facilitar la adaptación a la nueva situación, existen una serie de estrategias que serán distintas en cada hospital, en este caso, el Hospital Juan Ramón Jiménez, trabaja en un
primer momento con los padres, por ser ellos los primeros en recibir la noticia. Con esto se pretende establecer una relación o vínculo empático con ellos, pues sin este vínculo no serían posibles las actuaciones de médicos, enfermeras y demás personal sanitario.

En un primer momento, tanto médico como enfermera, serán los encargados de recoger información del niño. Se establece un primer contacto con el niño y la familia. Seguidamente elaboran la historia del niño y su familia a través de entrevistas. Con estas entrevistas, conocemos las capacidades de adaptación de la familia y los recursos que tienen para ello, y se les hace saber. Se les entrega material de apoyo por escrito y se les anima a que pregunten todo lo que necesiten a cualquiera de los profesionales que tengan a su lado. Finalmente se les informa e invita al grupo de autoayuda para padres que se realiza de manera semanal. Para todo esto, el personal sanitario, hace uso de la escucha activa, psicoterapias de apoyo y consejo psicológico centrado en la enfermedad y sus consecuencias.

6.2. Percepciones en la etapa de tratamiento

El objetivo del tratamiento para la leucemia es destruir las células leucémicas, al tiempo que se permite el crecimiento de células normales. Normalmente, antes de iniciar el tratamiento se trata la sintomatología del pequeño, una vez que está estabilizado, se comienza a tratar.

6.2.1. Tipos de tratamiento

En el caso de la leucemia linfoblástica aguda, el tratamiento se basa en quimioterapia y en algunos casos, trasplante de médula ósea. El tratamiento se divide en cuatro fases y es común en todos los centros de los países desarrollados, de acuerdo con Fundación Josep Carreras contra leucemias infantiles.

1ª Fase: Inducción a la remisión; Se emplea normalmente corticoides, vincristina, asparaginasa, antaciclina, con ellos se consigue una remisión de la enfermedad en 4 ó 6 semanas.

2ª Fase: Consolidación; El objetivo es conseguir reducir la enfermedad que ha resistido en la fase anterior. Se usan los mismos medicamentos, pero en mayores dosis.

3ª Fase: Tratamiento del sistema nervioso central; En la mayoría de los niños se ve afectado el SNC, por tanto es necesario un tratamiento específico, conocido como quimioterapia intratecal, a través de punciones lumbares. Se administra junto con la quimioterapia sistémica y en algunos casos radioterapia craneal cuando el paciente tiene mayor riesgo.

4ª Fase: Mantenimiento; Aun persiste una pequeña cantidad de células malignas, que pueden producir recaídas. Por tanto, es necesario eliminar definitivamente la enfermedad, permitiendo a su vez que el sistema inmune del niño participe en la curación. La duración total del tratamiento es de dos años y medio y se realiza con metotrexate y mercaptopurina.

El trasplante de médula ósea será necesario en aquellos casos donde el niño con leucemia linfoblástica aguda cuente además con cambios genéticos de alto riesgo (cromosoma Philadelphia), pues en estos casos la quimioterapia no será tan eficaz.

Hay que tener en cuenta la agresividad que supone para el paciente. Cuando el niño no requiere un tratamiento agresivo, no es necesaria la hospitalización, será suficiente con acudir al hospital de día. Una vez allí, se administrara la medicación en sesiones de una hora, sin necesidad de hidratación previa ni posterior a la quimioterapia. Volverá a casa, contando con la atención domiciliaria. Es importante realizar una analítica que nos informe del número de neutrófilos, plaquetas y si presenta anemia. A veces será necesario un tratamiento complementario entre ciclo y ciclo para mantener valores dentro de la normalidad (Palacios-Espinosa X., 2011), (Banks Ann Brie, Barrowman Nicholas J., Klaassen Robert, 2008).

En la actualidad se han conseguido grandes avances en el tratamiento, contribuyendo positivamente a un mejor pronóstico. Esto, junto con un trabajo multidisciplinar y la creación de guías y protocolos, tanto a nivel nacional como internacional, han permitido seguir avanzando (Dodgshum A.J., et al. 2014).

6.2.2. Efectos secundarios del tratamiento

Los efectos secundarios que pueden aparecer tras el tratamiento son angustia y dolor en relación a las técnicas invasivas, además de alopecia, pérdida de peso, cambios en la imagen corporal, cicatrices, erupciones cutáneas, náuseas y vómitos, falta de apetito, producidos por la quimioterapia, todos estos efectos del tratamiento, se abordan más detalladamente en el ANEXO II. En los niños con leucemia, existe además, mayor susceptibilidad a las infecciones, pues su sistema inmunológico está deprimido a causa del tratamiento, por lo que se requiere en muchos casos el aislamiento del pequeño. A consecuencia del aislamiento, quedan reducidas las actividades diarias del niño, reduciéndose también sus niveles de actividad física y su motivación. Aparecen también cambios en la personalidad, como ira, irritabilidad, o ansiedad.

Durante esta etapa, el niño puede manifestar, en un primer momento, falta de cooperación en las técnicas o tratamiento. Esto cambia cuando el pequeño siente que es respetado y cuentan con su participación en el proceso. Existe a veces un comportamiento regresivo, que hace que el niño aparente menor edad de la que tiene. Seguido de un gran temor a la separación de su madre. En muchas ocasiones, son los padres los que aumentan esta reacción sin quererlo. De forma general, el niño piensa que la enfermedad es consecuencia de un mal comportamiento suyo, es importante aclarar esto y comunicarle su estado, pues ayudará a que se sienta mejor y colabore en el tratamiento (Williams Phoebe D., Williams Arthur R.,Kelly Katherine P.,Dobos Carol, Gieseking Annie, Connor Renee, Ridder Lavonne, Potter Nancy, Del Favero Deborah, 2012), (Banks Ann Brie, 2008).

6.2.3. La Hospitalización

Durante la etapa de tratamiento, el niño puede ser hospitalizado o atendido a domicilio, como se comenta al principio del epígrafe. Cuando un niño presenta alguna complicación (infecciones, fiebre, neutropenia) es atendido en el hospital, mientras que si el niño no presenta complicaciones ni neutropenia, y es considerado apto por el equipo de salud, es enviado a casa hasta el inicio del siguiente ciclo de tratamiento (Yildirim Sari Hatice, 2013), (Clarke Juanne N., 2006).

6.2.3.1. Hospitalización en el niño preescolar con LLA

La hospitalización es una de las experiencias más traumáticas y supone un problema, pues hayque sacar al pequeño de su entorno habitual.

En este momento el niño pierde la seguridad que le proporciona su hogar y su familia, se encuentra en un lugar nuevo, desconocido, un medio hostil en el que se siente desprotegido. El niño siente temor, y se vuelve exigente hacia sus padres, demandando cariño y la presencia constante de los mismos. Hospitalización significa, para ellos, separación de los padres y demás familia, cambios en su vida diaria, sienten una pérdida total de control. Por tanto, requieren una preparación psicológica, que se iniciará con programas dirigidos hacia la forma de proporcionar la información, las emociones y a establecer un vínculo entre el niño y el personal sanitario que lo atiende, a él y su familia (Ortigosa J.M., Méndez F.X., y Rimelque A., 2009). Cualquier actividad que se realice sobre el niño en el hospital, le causará llanto, trastorno alimenticio, alteraciones del sueño… provocándole una negativa ante la idea de hospitalización.

Cuando un niño es ingresado en una unidad de oncología, toda su vida es trasladada a esa planta, pues allí, comerá, dormirá, se aseará, jugará, en incluso hará los deberes, entre otras actividades de su vida diaria. Sin olvidar que ese niño sigue creciendo y desarrollándose. Por lo que el equipo, multidisciplinar, tendrá que asumir otras tareas, además de las propias de la curación .Es necesario prevenir, eliminar o aliviar los problemas emocionales, cubriendo todas sus necesidades, esto dependerá de la capacidad que tenga el niño para adaptarse. Durante las reacciones de adaptación, destacan las conductas oposicionistas, rebeldía, ira, sumisión, colaboración e inhibición (Ho Cheung William Li, 2013), (Hernández S., 2009).

En cuanto a las reacciones defensivas aparecen comportamientos de agresión, negación e identificación. Existen, además, reacciones como temor, sentimiento de culpa, impotencia, baja autoestima, vivencia de abandono y de fragmentación, mutilación y aniquilación. Según
Hernández S., et al. (2009), coexisten reacciones de inadaptación y reajustes como son la angustia patológica, reacciones neuróticas (fobias, histeria, obsesiones) y reacciones depresivas y regresivas (mayor gravedad). Hay que tener en cuenta también la intensidad de los elementos estresores, pues todo ello repercutirá en el ajuste del estado de equilibrio o en una falta de desarrollo y crecimiento. Para conseguir este equilibrio es importante trabajar tanto con el niño como con los padres para conocer sus necesidades y ofrecerle lo que necesiten. Para mitigar todos estos síntomas derivados de las percepciones de los niños, a causa del tratamiento, la hospitalización y el miedo a las técnicas invasivas, vamos a proponer una serie de estrategias de afrontamiento, como muestra Ortigosa J.M., et al. (2009): *"Información, Entrenamiento de habilidades de afrontamiento, Modelado, filmado o audiovisual, Juego terapéutico, Biblioterapia y Humor: payasos en el hospital"*. Por tanto, Todos los profesionales deben trabajar de forma conjunta, solo así

conseguirán respetar y colaborar en el cumplimiento de los derechos del niño. En definitiva, hay que tener en cuenta las reacciones específicas que aparecerán en el niño y que dependerán directamente del tipo de cáncer, fase en la que se encuentre, edad, o del cualquier requerimiento de la enfermedad en sí. Habitualmente, el niño con cáncer se siente solo, aislado, observado, a causa de la hospitalización, por tanto tenemos que presentar ésta como un puente hacia la curación y recuperación, como la vuelta a casa. Como se ha referido antes, existen también reacciones de ansiedad y miedo que aumentan con la estancia en el hospital. Para reducirla, además de las técnicas de afrontamiento, se permite el acompañamiento de los padres durante todo el día, de esta forma se aumenta el control y la seguridad que el niño necesita.

6.2.3.2. La familia ante la hospitalización

Es por ello que los padres toman un papel muy importante, en la hospitalización, además son niños de 3-6 años, que no se les puede separar de ellos. Por lo que ahora, nos centraremos un poco más en ellos y sus reacciones. En este momento el niño suele estar acompañado normalmente por la madre, quien tomará el papel de "cuidadora primaria" (Espada M.C., y Grau C., 2012). Para el niño este hecho es fundamental, pues será la presencia de su ser querido quien le proporciones la seguridad que necesite. La madre será quien atienda sus necesidades básicas, pero además del niño, esa madre también necesitará unos cuidados durante la enfermedad de su hijo. En nuestra cultura, son las mujeres las que se encargan de cuidad a los niños y enfermos, son ellas las que asumen ese rol, por ello, nos referiremos a ellas muchas veces a lo largo del texto. En la actualidad, y aunque el perfil de cuidador es un perfil femenino, está en aumento el número de padres que cuidan a sus hijos. La hospitalización del niño lleva implícito una interrupción del normal funcionamiento familiar, creando una situación de tensión y malestar generalizado en cada uno de los miembros de la familia. Es la angustia emocional la que interfiere, en mayor medida, en el funcionamiento familiar, la interacción padre-hijo y en la calidad de vida (Sheri L. Robb y Deanna Hanson-Abromeit, 2013). Las reacciones que aparecen con más frecuencia en los padres son las siguientes: incredulidad, culpa, impotencia, ansiedad y temor.

La familia responde ante la enfermedad de una forma compleja desde el punto de vista emocional (Grau C., y Espada M.C., 2012). Normalmente, el cuidador principal se dedica de forma exclusiva al hijo enfermo y se desentiende de las necesidades emocionales de su pareja y demás hijos. Esto aumenta el estrés y lleva a la frustración. Estas respuestas emocionales dependen de la gravedad de la enfermedad, de las exposiciones previas y sobre todo de la capacidad de afrontar la situación que tenga la familia, como se ha mencionado a lo largo del texto. Esta capacidad está basada en estrategias de afrontamiento, puestas en marcha por la familia. Las estrategias de afrontamiento se dividen en dos grupos, según Espada M.C. y Grau C. (2012) y son:

- Estrategias activas, aquellas que se centran en actuar inmediatamente, marcar unos objetivos y solucionar el problema (Centrarse en el problema con entereza, adecuación y calma, regulación afectiva, búsqueda de información, búsqueda de apoyo social, reestructuración cognitiva y distracción).
- Estrategias pasivas o de evitación, son aquellas donde te aíslas de los demás y te centras en tus fantasías (Rumiación, huida o evitación, aislamiento social).

Las estrategias activas son las necesarias para paliar el cambio brusco y decisivo que se produce con la enfermedad, que llega interrumpiendo la vida del niño y de su familia. Es importante saber que la familia es la principal fuente de apoyo en situaciones difíciles como ésta. Sin olvidar la figura del cuidador primario, que será quien asuma la mayor parte de la responsabilidad, como hemos dicho con anterioridad. En un primer momento, es difícil identificar los problemas que se presentan en la familia, por tanto la enfermera permanecerá alerta para atender las necesidades de los padres y los niños. Es necesario, el control del estado anímico de los padres, pues este estado repercute de forma directa al estado del niño pequeño.

Todos los problemas que puedan aparecer, los podemos evitar gracias a las estrategias de afrontamiento activo, antes mencionadas y proporcionando la asistencia necesaria a los padres.

De esta forma se les estimulará para hacerlos partícipes en los cuidados de sus hijos

Para cerrar el ámbito familiar, durante esta etapa de hospitalización, no podemos olvidar a los hermanos. En nuestra cultura, existe la costumbre de separar a los hermanos del proceso que está viviendo el niño enfermo. Los niños tienen una gran sensibilidad y esto los capacita para conocer el estado de ánimo de sus padres. Son capaces de reconocer un problema y se dan cuenta que algo está pasando. Como sus padres no le proporcionan la información necesario sobre su hermano enfermo, ellos sacan sus propias conclusiones, como por ejemplo que su ser querido lo abandona por su comportamiento (Del Rincón C., 2008).

Los hermanos pueden sentir preocupación, temor, culpa, soledad incluso celos, pues ven como sus padres se centran en su hermano hospitalizado. Además, se enfrentan a una pérdida de atención por parte de sus padres, que les causa enfado y a la vez tristeza. Por lo que es necesario proporcionar la información ajustada a su edad y nivel de desarrollo, es importante incluirlos en el cuidado del niño enfermo. Esto será posible si el paciente es atendido en el domicilio. Con esto se ayuda a fortalecer el vínculo entre hermanos, y a compartir actividades conjuntas (Del Rincón C., 2008), (Grau C., 2012).

En definitiva, una comunicación clara y abierta, así como la atención a las necesidades de los hermanos por toda la familia y el mantenimiento de una vida normal, dentro de lo posible, servirán para erradicar cualquier sentimiento negativo causado en el niño por la enfermedad de su hermano (Del Rincón C., 2008).

6.2.4. Atención en el domicilio

Ante la problemática que supone la hospitalización en el niño con leucemia, aparecen los hospitales de día y los equipos de atención domiciliaria. Son cada vez más los niños enviados a

casa para recibir atención en el domicilio. Esto depende en gran medida, de la respuesta del niño ante el tratamiento y su salud (no desarrolla complicaciones, no presenta ni infección ni neutropenia). La edad de nuestro paciente requiere estar constantemente acompañada de sus padres, los que le tienen que proporcionar atención continuada, cuidados de crianza, supervisión… todo esto se facilita si el entorno es conocido, confortable, y seguro para el niño y la familia (Clarke Juanne N., 2006).

Los hospitales de día son unidades dónde se administra el tratamiento sin necesidad de ser ingresado, lo que permite disminuir la desconexión del niño respecto a su entorno familiar, escolar y amigos. Además gracias a estas unidades, existe un ahorro económico, relacionado con la disminución de estancias hospitalarias, lo que beneficia al sistema sanitario. Aunque en un primer momento, la valoración es muy positiva, existen algunos aspectos negativos, como son por ejemplo la necesidad de desplazamiento desde casa al centro hospitalario, la pérdida de jornadas laborales de los padres, o los cambios familiares entre otro (Yildirim Sari Hatice, 2013).

6.2.4.1. Equipos de atención en el domicilio

Si los tratamientos se reciben en el hospital de día y al finalizar el ciclo el niño vuelve a casa, este tiene que seguir siendo atendido mientras está en su hogar. Por ello nacen los equipos de cuidados domiciliarios, y con ellos se da un paso hacia la atención integral del enfermo en los diferentes momentos de su enfermedad. La oncología pediátrica concibe la atención domiciliaria como una alternativa muy importante y deseable, teniendo en cuenta las alteraciones psicológicas que produce la hospitalización en el pequeño, e incluso en su familia. Gracias a este tipo de atención, se pueden evitar muchas infecciones en el pequeño, como pueden ser las infecciones nosocomiales, además se aumenta la participación de los padres. Se aumenta la calidad de vida y se presta una atención integral que incluye la atención física, social y espiritual, para el niño y la familia. Consiguiendo así que el niño permanezca rodeado de gente conocida, en un ambiente familiar, y al mismo la familia puede continuar con su vida diaria. Con esto se permite que abuelas, abuelos, tías, tíos, y primos, estén unidos en situaciones de enfermedad y brinden más apoyo. Con este apoyo los padres tuvieron más facilidad a la hora de hacer frente a las dificultades que suponía el cuidado de su hijo (Yildirim Sari Hatice, 2013).

Finalmente, es importante saber que estos equipos están formados por pediatras oncólogos, enfermeras y auxiliares de enfermería, entre otros, y están a la disposición de la familia en caso de necesitarlo. La persona en contacto permanente con el paciente y la familia es la enfermera, quien realizará las visitas domiciliarias y las llamadas telefónicas programadas. La atención que se ofrece se centra en el manejo de síntomas físicos y soporte psicológicos, además este equipo permanecerá conectado con la escuela, estando unidos el sistema sanitario y el escolar, esto permitirá mantener informado al profesorado y promoverá la no interrupción de las actividades escolares del pequeño, siempre que su enfermedad lo permita.

Para enfermería es importante tener bien planificada la educación para la salud, pues con ello se ahorra tiempo. Como se ha referido anteriormente, enfermería se encargará de las visitas a domicilio y de las intervenciones telefónicas. Con esto se pretende satisfacer las necesidades del niño y de su familia, además se les ayudará a enfrentar los problemas que puedan aparecer en casa y en la medida de lo posible se reducirán. Las enfermeras, serán también las que formen a la familia y al niño en ciertos aspectos como puede ser el cuidado bucal, el cuidado de la piel, o la preparación de alimentos, entre otros. Proporcionaran la información necesaria para que la familia se sienta cómoda y segura durante el cuidado del niño en el hogar, además de intervenciones dirigidas a los síntomas del niño. Enseñarán al pequeño y a la familia las habilidades necesarias para manejar los síntomas en el hogar (Yildirim Sari Hatice, 2013).

6.2.4.2. Percepciones de padres y niños atendidos en el domicilio

A pesar de todos estos aspectos positivos, la atención a domicilio puede crear en los padres inseguridad, sensación de estar desprotegidos, incertidumbre o miedo, además las madres son las que soportan más carga, sintiendo frustración por ello y además, experimentan reacciones emocionales muy distintas, desde el miedo hasta el alivio. Incluso a veces tienen miedo de cometer algún error durante la atención en el hogar. Estos sentimientos llevan, a veces, a requerir la hospitalización del niño. Por tanto, los profesionales sanitarios, tienen que ofrecer una atención domiciliaria multidisciplinar, que cubra todos y cada uno de esos déficit, basándose en una atención integral que tenga en cuenta aspectos emocionales, físicos, sociales y espirituales. Tienen que tratar al niño y a la familia como una unidad, pues es la familia la principal fuente de cuidados en esta ocasión. Además es tener en cuenta el ambiente, pues su hogar les proporciona confort y seguridad (Clarke Juanne N., 2006), (Yildirim Sari Hatice, 2013).

La atención domiciliaria permite al niño continuar en su entorno familiar, manteniendo el soporte afectivo y emocional. Se permite continuar con su ritmo de vida, con su habitación, sus juguetes, sus hábitos culinarios (pues les cuesta mucho comer debido al tratamiento y si guardan sus costumbres será más fácil que tomen algo), o sus costumbres diarias. En algunos casos, se les permite, incluso, no interrumpir sus actividades escolares. Con respecto a los padres, además de esos sentimientos de incertidumbre o miedo, los cuidados a domicilio posibilitan la participación activa en los cuidados del niño, con lo que se consigue aliviar la angustia y disminuir los sentimientos de culpa e impotencia. Los padres se sientes más útiles y comienzan a aparecer sentimientos positivos que favorecerán la recuperación del pequeño. Además el hecho de permanecer en casa hará que los hermanos no se sientan solos, desplazados, o sin atención. El que el niño pueda ser atendido en su domicilio, facilita la implantación del hermano en la situación, haciendo más fuerte el vínculo entre hermanos, siendo posible compartir juegos y actividades conjuntas (Del Rincón C., 2008), (Clarke Juanne N., 2006).

6.2.5. Papel de la enfermería durante el tratamiento

El personal de enfermería debe ser experto y estable, puesto que los cuidados de estos pacientes exigen un perfecto conocimiento y manejo de técnicas delicadas que no se pueden improvisar.

A su vez mantienen una relación estrecha con los niños y sus familias, detectando problemas sanitarios y psicosociales muy importantes. Son las enfermeras las que mantienen una gran relación afectiva con el niño y sus padres, tanto en la hospitalización, como en la atención a domicilio. Sus principales objetivos son:

- Fomentar la comunicación abierta entre la familia y su entorno social. Con esta comunicación se establecerán redes de apoyo adecuadas, también facilitará la descarga emocional.
- Potenciar la participación activa de los padres y otros familiares en los cuidados del pequeño. Con esto se restablece el control de la situación. Hay que orientar a los padres, enseñarles y entrenarles.
- Reforzar mecanismos adaptativos empleados por el paciente y la familia para hacer frente a la enfermedad y el tratamiento.
- Evaluar e identificar temores, y formas de enfrentarse a ellos.
- Preparar al niño ante las distintas pruebas e intervenciones, para disminuir su ansiedad, haciendo uso de material impreso, audiovisual, muñecos, entre otros. Además hacer uso de la visualización y el juego terapéutico.

En el ANEXO III, se muestra un plan de cuidados con los principales diagnósticos, objetivos e intervenciones, realizado en el Hospital Juan Ramón Jiménez.

6.3. Percepciones durante el control evolutivo

Esta fase tiene lugar cuando el tratamiento ha sido adecuado y la respuesta la esperada, obteniendo así una respuesta completa. En dicha fase se controla que no hayan quedado células neoplásicas en estado de latencia, pues en cualquier momento podrían activarse. El año siguiente, al finalizar el tratamiento, es el período con más probabilidad de recidiva. Las visitas con su oncólogo serán continuadas (cada mes), en ellas se realizara una exploración física y controles clínicos, analíticos y radiológicos. En el segundo y tercer año los controles serán más espaciados en tiempo, realizándose cada tres meses. Los dos años siguientes, completándose así un ciclo de cinco años, acudirán a revisiones cada seis meses. Finalmente y tras este periodo, se citarán cada dos años para controlar posibles efectos secundarios o secuelas que pudieran quedar en el paciente (Minakshi Bansal, Kamlesh K. Sharma, Sameer Bakhshi, Manju Vatsa, 2014)."*Las cifras de supervivencia se pueden dar a los tres o cinco años, tras el diagnóstico, pues es cuando podemos hablar de supervivencia mantenida libre de la enfermedad.*" (AECC infantil 2014).

6.3.1. La vuelta a casa

Esta última fase implica la vuelta a casa. Al igual que la familia ha tenido que adaptarse a la enfermedad, ahora tiene que adaptarse a su vida diaria. Existen dificultades en la vuelta a casa después de la hospitalización, y tras vencer la enfermedad. A veces los padres sienten remordimientos por pasarlo bien negándose incluso a realizar actividades distractoras (Grau C., 2012). A partir de este momento se vuelven a redistribuir los roles y las tareas del hogar. La comunicación con la pareja vuelve a la normalidad al igual que las relaciones con los demás familiares.

En cuanto al niño, en un primer momento, existe un deterioro significativo a nivel físico y psicosocial. Con respecto a la salud física, existe primeramente, una deficiencia al caminar, correr, levantar peso, o realizar cualquier otro tipo ejercicio físico. En lo que a salud emocional
se refiere, los niños presentan miedo, ira y problemas del sueño, además se muestran preocupados por su futuro. En salud social, estos niños tienen menor capacidad para competir, se sienten intimidados, pero siguen siendo capaces de mantener sus amistades. Con respecto a
la salud escolar, los pequeños siguen manteniendo su capacidad para realizar sus tareas, sin embargo aparece una disminución significativa en la memoria. A pesar de todo, su capacidad de autocuidado y trabajo doméstico no se ve afectada. Se puede decir que durante el segundo año de la terapia de mantenimiento, el niño normaliza su vida, es capaz de participar en activi-

des físicas y programas de ejercicios. Para seguir con su desarrollo e independencia normal, es importante que los padres no sobreprotejan al pequeño (Minakshi Bansal, 2014).

Como en todas y cada una de las etapas anteriores, es imprescindible el seguimiento del pequeño a través de un equipo multidisciplinar, que le proporcione todo lo que él y la familia necesiten, con el fin de tranquilizarlos y ayudarlos a recuperar la normalidad lo antes posible.

Será de gran interés ofrecerles que participen en grupos de ayuda, dónde tengan contacto con personas que hayan vivido la misma situación. También sería interesante, que acudieran a programas de educación para la salud, llevados a cabo por su enfermera de referencia, para ayudarlos a adaptarse a su vida normal.

7. PROPUESTA DE MEJORA:

Para la realizar la propuesta de mejora, me he puesto en contacto con Juana María Cordero, enfermera de la unidad de pediatría del Hospital Juan Ramón Jiménez. Durante los dos encuentros que hemos tenido, ella me ha explicado la organización del espacio físico, las actividades que realizan los niños, así como el tipo de profesional que brinda apoyo al niño y a la familia.

En esta unidad, se cuenta con un total de seis habitaciones aisladas para niños con cáncer. De esas seis, cinco, son habitaciones individuales, con una cama para el paciente, un sillón para el acompañante, y un aseo. Aquí, el padre o madre que cuida el niño no dispone de cama, son ellos mismos, los que traen de casa alguna cama o sillón plegables en el que estén cómodos, pues son muchos los días que pasarán allí. La restante, es una habitación de aislamiento estricto.

Esta habitación es una nueva zona, incorporada recientemente tras las reformas en la unidad.

Cuenta con una antesala para el lavado del personal, y vestido del mismo con guantes, batas, mascarillas, papis y gorros. La sala además cuenta con un sistema de aire acondicionado y vacío independiente del resto de la planta.

Si el aislamiento del niño es necesario (neutropenia importante), se le explica el porqué del aislamiento, se facilita siempre la presencia de sus padres, y se les permite la entrada a sus hermanos. El pequeño podrá tener en su habitación juguetes, libros, objetos personales...todo lo necesario para evitar que se desvincule de la normalidad. En estos casos, el profesor irá a la habitación a dar las clases, pues no pueden salir. Cuando los niños no necesitan ser aislados, van a un aula hospitalaria, dónde iniciará el trabajo escolar. Los niños pueden permanecer allí de ocho de la mañana a dos de la tarde. El objetivo de este aula es, en la medida de lo posible, continuar el proceso educativo de cada alumno hospitalizado. Es necesaria la implicación de los centros de referencia. Los objetivos de estas aulas son:

- Favorecer el desarrollo global del niño en todos los aspectos.
- Evitar la marginación del proceso educativo del niño hospitalizado y paliar el síndrome hospitalario mediante la continuidad de las actividades escolares.
- Evitar el aislamiento social al no poder asistir al colegio y posibilitar los procesos de relación y socialización del niño hospitalizado con otros compañeros que están en la misma situación que él.
- Compensar o rehabilitar las posibles deficiencias.
- Desarrollar programas escolares en colaboración con la escuela.
- Relajar y disminuir el estrés a través de actividades lúdicas y recreativas.
- Distraer y animar al niño.
- Facilitar la integración escolar tras el largo período de ausencia escolar.

El aula cuenta con la presencia de un profesor/a que influirá de una forma extraordinaria en la calidad de vida del niño. Esta persona, le proporcionará tareas que le distraigan, fomentará la creatividad del niño, y aumentara sus conocimientos. Además, se encarga de establecer un contacto con los profesores del colegio para que paciente no pierda escolaridad, informando también de las limitaciones del pequeño, sus actividades físicas, cuidados especiales que necesitan, forma en la que el tratamiento afecta a su escolaridad, los deseos del niño de volver a su colegio, o de lo que el paciente sabe de su enfermedad, entre otros. Durante las tardes, se realizan juegos en la misma sala. Un grupo de voluntarios de la Cruz Roja acude cada tarde a la unidad pediatría del hospital Juan Ramón Jiménez, para entretener y divertir a estos pequeños.

Realizan actividades lúdicas y recreativas, con las que disminuyen el estrés e intentan relajar y animar al niño.

Con respecto a los padres, hasta hace unos meses se contaba con grupos de apoyo, en los que participaban, además de los padres, una psicóloga y el personal de enfermería. Se reunían una vez al mes y se expresaban emocionalmente. En la actualidad, y debido a la falta de espacio físico, por las reformas que se están realizando, estas sesiones han sido suspendidas. Tampoco se dispone de una sala dónde informarlos. Se habla con ellos dentro de la habitación si es posible, y si no lo es, en el despacho médico. Se cuenta también con un grupo de voluntarios de lucha contra el cáncer, que se encargan de hablar con las familias y proporcionar apoyo.

Además tienen una trabajadora social a disposición de los padres, para solucionar cualquier duda referente a sus trabajos, bajas, permisos... y un psicólogo que acude siempre que la familia lo solicite.

Hasta aquí, los recursos con los que se cuenta en el Hospital Juan Ramón Jiménez. Según esto y lo leído en la revisión de la bibliografía, creo que se deberían mejorar ciertos aspectos. Desde mi punto de vista los aspectos a mejorar serían los siguientes:

- Planta específica para paciente de oncología infantil. Espacio propio para los niños con problemas oncológicos, que se ajuste a sus necesidades. Esto beneficiaria tanto al paciente como a los padres, quienes se apoyarían en las demás familias que se encuentran en la misma situación.
- Habitaciones dónde se disponga de dos camas, una para el paciente y otra para el familiar, pues las estancias son largas y duras, por lo que necesitan descansar bien.
- Sala disponible para los padres, dónde puedan reunirse y hablar con otros padres, dónde recibir la información, e incluso para que el niño reciba las visitas.

- Atención psicología de forma continua, no a demanda. Se necesita un sistema de apoyo siempre, tanto para la familia como para el niño. Con respecto a este último, a veces la familia, o el personal de enfermería no es capaz de detectar síntomas y signos de una depresión infantil, por lo que es necesaria la presencia del psicólogo cada día, que evalúa al pequeño y garantice una estabilidad emocional. En la actualidad, la familia es la que pide ayuda, y es derivada a través de su médico al psicólogo.
- Contar con un espacio físico al aire libre, dónde esos niños puedan respirar aire fresco, o sentir el sol en su piel. Esto les serviría para pasear, relajarse y disminuir la sensación de ahogo que produce la hospitalización en estos casos.
- Aunque la intención de las aulas hospitalarias de este hospital es integrar al niño en su escuela, a veces esto no sucede, debido al aislamiento y la falta de comunicación con sus compañeros de clase. Por tanto, sería adecuado terminar con ese aislamiento, para ello sería necesario cread una red de apoyo con la que se aumente la comunicación del niño con sus compañeros y profesores. Una forma de aumentar la comunicación sería a través de los ordenadores. Existen programas a través de los cuales el niño podría ver a los niños de clase, a la vez de comunicarse. Para ello sería necesaria la incorporación algunos ordenadores al aula hospitalaria.

La mejora de las instalaciones hospitalarias y la adaptación de las mismas, según las necesidades del niño y sus cuidadores, son necesarias para aportar seguridad y proporcionar una atención de calidad. También es imprescindible la implicación de los profesionales de enfermería en toda la atención, pues ofrecen cuidados de forma continuada, y son un apoyo importante para el niño y su familia.

8. BIBLIOGRAFÍA

-Pan Raquel, Marques Amanda Rossi, Costa Junior Moacyr, Nascimento Lucila Castanheira (2011). Characterization of the hospitalization of children and adolescent with cancer. Rev. Latino-Am. Enfermagem 19 (6) p. 1413-1420 http://dx.doi.org/10.1590/S0104-11692011000600019

-Barnes MJM, Pressey JM, Adams Julia BSN, RN, CPON, Hensler MAM y Madan-Swain Avi (2014). Physician and nurse beliefs of phase 1 trials in pediatric oncology. *Journal of Pediatric Hematology/Oncology.*

-Challinor Julia M, Hollis Rachel, Freidank Carola, Verhoeven Catherine(2013). Educational needs and strategies of pediatric oncology nurses in low-and middle-income countries: An international society of pediatric oncology in developing countries nursing working group initiative. *Cancer Nursing.*

-Dougshum Andrew J., De Silva Mandy P., Bradbeer Peter, Cross Siobhan (2014). Enrollment in Clinical Cancer Trials: How are we doing and what are the obstacles to improving enrollment rates? A 2-year retrospective review of Pediatric Cancer Trial enrollment in new zealand. *Journal of Pediatric Hematology/Oncology.*

-Hernández Rohini K., Maegbaek Merete L., Sorensen Henrik T., Ehrentein Vera (2014). Bone metastases, skeletal-related events, and survival Among Children With Cancer in denmark. *Journal of Pediatric Hematology/Oncology.*

-Robb Sheri L., Hanson-Abromeit Denna (2013). A review of supportive care interventions to manage distress in Young Children With Cancer and parents. *Cancer Nursing.*

-Williams Phoebe D., Williams Arthur R.,Kelly Katherine P.,Dobos Carol, Gieseking Annie, Connor Renee, Ridder Lavonne, Potter Nancy, Del Favero Deborah (2012). A symptom checklist for children with cancer. The therapy-related symptom checklist-children. *Cancer nursing 35 (2).*

-Yildirim Sari Hatice, Yilmaz Medine, Ozsoy Su¨heyla, Kantar Mehmet, Cetingul Nazan C (2013). Experiences of parents with the physical care needs at home of children with cancer. A qualitative study. *Cancer Nursing* 36 (5).

-Banks Ann Brie, Barrowman Nicholas J., Klaassen Robert (2008). Health-related quality of life: changes in children undergoing chemotherapy. *Journal Pediatric Hematol Onco 30 (4).*

-Ekti Genc Rabia, Conk Zeynep (2008). Impact of effective nursing interventions to the fatigue syndrome in children who receive chemotherapy. *Cancer Nursing 31 (4).*

-Kleim Paula (2008). Late effects of treament for long-term cancer survivors. Qualitative analysis of an online support group. *(CIN) Computer, informatics, nursing. 26 (1) p. 49-58.*

-Clarke Juanne N. (2006). Mother´s home healthcare. Emotion work when a child has cancer. *Cancer Nursing 29 (1).*
-Minakshi Bansal, Kamlesh K. Sharma, Sameer Bakhshi, Manju Vatsa, (2014). Perception of Indian parents on health-related quality of life of children during maintenance therapy of acute lymphoblastic leukemia: a comparison with siblings and healthy children. *Journal Pediatric Hematol Onco.*
-Ho Cheung William Li, Phoebe D. Williams, Violeta López, Joyce Oi Kwan Chung, Sau Ying Chiu (2013). Relationships among therapy-related symptoms, depressive symptoms, and quality of life in chinese children hospitalized with cancer. An exploratory study. *Cancer Nursing 36(5).*
-Dennis Drotar (2013). Strategies of Adherence Promotion in the Management of Pediatric Chronic Conditions. *Journal of Developmental & Behavioral Pediatrics*
-Clarke, S., Davis, H., Jenney, M., Glaser y Eiser, C. (2004). Parental communication and children´s behavior following diagnosis of childhood leukemia. *Pshyco-oncology. 14, 274-281.*
-Ortigosa, J. M., Méndez, F. X., & Riquelme, A. (2009). Afrontamiento psicológico de los procedimientos médicos invasivos y dolorosos aplicados para el tratamiento del cáncer infantil y adolescente: la perspectiva cognitivo-conductual. *Psicooncología, 6(2), 413-428.* Retrieved from http://search.proquest.com/docview/220370254?accountid=14549 -Medín, G. (2009). Supervivientes de cáncer infantil. efectos en el tiempo. Un estudio cualitativo. *Psicooncología, 6(2), 429-443.* Retrieved from http://search.proquest.com/docview/220370153?accountid=14549
-López-Ibor, B. (2009). Aspectos médicos, psicológicos y sociales del cáncer infantil. *Psicooncología, 6(2), 281-284.* Retrieved from http://search.proquest.com/docview/220409509?accountid=14549
-González-Arratia, N. I., Nieto, D., & Valdez, J. L. (2011). Resiliencia en madres e hijos con cáncer. *Psicooncología, 8(1), 113-123.* Retrieved from http://search.proquest.com/docview/1008886058?accountid=14549
-SIERRA, R. (2012, Feb 17). La fuente del conocimiento sobre cáncer. *Diario Médico.* Retrieved from http://search.proquest.com/docview/964417348?accountid=14549
-Espada, M. d. C., & Grau, C. (2012). Estrategias de afrontamiento en padres de niños con cáncer. *Psicooncología,9(1), 25-40.* Retrieved from http://search.proquest.com/docview/1022980815?accountid=14549
-Grau, C., & Espada, M. d. C. (2012). Percepciones de los padres de niños enfermos de cáncer sobre los cambios en las relaciones familiares. *Psicooncología, 9(1), 125-136.* Retrieved from http://search.proquest.com/docview/1022980530?accountid=14549

-Bernabeu, J., Fournier, C., García-Cuenca, E., Moran, M., Plasencia, M., Prades, O., Cañete, A. (2009). Atención interdisciplinar a las secuelas de la enfermedad y/o tratamientos en oncología pediátrica. *Psicooncología, 6*(2), 381-411. Retrieved from http://search.proquest.com/docview/220444409?accountid=14549

-Del Rincón, C., Martino, R., Catá, E., & Montalvo, G. (2008). Cuidados paliativos pediátricos, el afrontamiento de la muerte en el niño oncológico. *Psicooncología, 5*(2), 425-437. Retrieved from http://search.proquest.com/docview/220393118?accountid=14549

-Chaves, C. (2009). El cáncer desde la mirada del niño. *Psicooncología, 6*(2), 529-530. Retrieved from http://search.proquest.com/docview/220396306?accountid=14549

-Hernández, S., López, C., & Durá, E. (2009). Indicadores de alteraciones emocionales y conductuales en menores oncológicos. *Psicooncología, 6*(2), 311-325. Retrieved from http://search.proquest.com/docview/220409792?accountid=14549

-Palacios-Espinosa, X., & Vargas-Sterling, L. (2011). Adherencia a la quimioterapia y radioterapia en pacientes oncológicos: una revisión de la literatura. *Psicooncología, 8*(2), 423-440. Retrieved from http://search.proquest.com/docview/1021962711?accountid=14549

-Mónica Cunill y Bernat-Carles Serdà (2011). Características de la comunicación con enfermos de cáncer en el contexto sanitario y familiar. Psicooncología, 8 (1), 65-79

-González Carrión, Pilar (2007). *El cáncer durante la infancia: experiencias y necesidades.* (Tesis doctoral). Granada. Universidad de Granada. . Disponible en: http://0-hera.ugr.es.adrastea.ugr.es/tesisugr/17249946.pdf

-Villavecchia ,Enriqueta. (1989-2014). Fundación de oncología infantil. Barcelona. Recuperado en marzo de 2014, de http://www.fevillavecchia.es/que_es.asp

-Asociación española contra el cáncer junior (2014). Sobre el cáncer, cáncer por localización. Recuperado en marzo de 2014, de http://www.aeccjunior.org/

-Sociedad española de hematología y oncología pediátrica y Facultad de medicina de Universidad de Valencia. (1979-2014). Registro Nacional de Tumores Infantiles. Recuperado en marzo de 2014, de http://www.uv.es/rnti/registros.html , http://www.uv.es/rnti/pdfs/B1.05-Texto.pdf, http://www.uv.es/rnti/pdfs/B1.06-Texto.pdf, http://www.uv.es/rnti/pdfs/B1.04-Texto.pdf

-Instituto Nacional de Cáncer, de los Institutos Nacionales en salud de EEUU. (1937-2014). Tipos de cáncer, cáncer infantil, tratamientos. Recuperado en marzo de 2014 de, http://www.cancer.gov/espanol/tipos/infantil

-Fundación Josep Carreras contra la leucemia. (2009). Pacientes, leucemia linfoblástica aguda infantil. Recuperado en marzo de 2014 de, https://www.fcarreras.org/es/leucemialinfobl%C3%A1stica-aguda-infantil_363423

9. ANEXOS

ANEXO 1. FIGURA 1.

**Distribución por grupo diagnóstico de los tumores infantiles en España, de 0-
14 años, 2000-2011. Elaboración RNTI-SEHOP.**

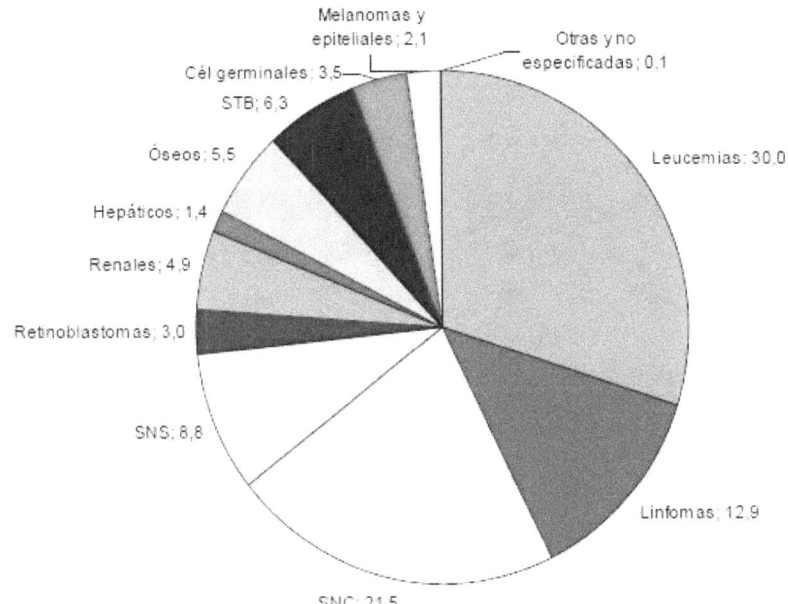

Fuente: Elaboración propia

ANEXO 2.

EFECTOS SECUNDARIOS DEL TRATAMIENTO: PROBLEMAS DE ENFERMERÍA

Los problemas más usuales en la leucemia linfoblástica aguda vienen dados por la propia afección, o secundarios al tratamiento. Los principales problemas se muestran a continuación.

Hemorragias: Debidas al bajo número de plaquetas en la sangre.
Objetivo: Detección precoz de las hemorragias.
Cuidados de enfermería:
-No administrar medicación intramuscular.
-Aplicar presión en los lugares de punción.
-Taponamiento nasal en caso de epistaxis.
-Utilizar pinceles en lugar de cepillos dentales.
-Observar orina, deposiciones y vómitos, e informar de la presencia de sangre.
-Buscar y anotar cualquier incremento de petequias o purpura.
-No administrar ácido acetilsalicilico.
-Evitar vía rectal.
-No dar alimentos duros ni cortantes.
-Vigilar golpes y caídas.

Náuseas, vómitos y anorexia: Secundarias a la afección o al tratamiento.
Objetivo: Disminuir las náuseas y los vómitos. Intentar que el paciente coma, aunque no se acabe toda la comida.
Cuidados de enfermería:
-Proporcionar antihemético.
-Tener en cuenta las preferencias alimentarias del paciente cuando sea posible.
-Permitir que los padres traigan sus alimentos preferidos, si no se pueden conseguir en el hospital.
-En caso necesario, acuerdo con el dietista de los menús con el propio paciente.

Debilidad y fatiga
Objetivo: Hacer desaparecer la fatiga.
Cuidados de enfermería:
-Planificar periodos de descanso.
-Ayudar en las actividades diarias cuando sea necesario.
-Si está cansado, las visitas serán más cortas y se desarrollarán en silencio.

-Modificar u omitir ciertas rutinas si no son necesarias para la comodidad del paciente.

Posible infección: fiebre

Objetivo: Que la infección remita.

Cuidados de enfermería.

-Observar puntos de punción por si están enrojecidos o inflamados.
-Observar la región anal por si hay fisuras o signos de infección.
-Observar signos de infección en la boca.
-Control de la temperatura.
-Observar si la orina es turbia o disuria.
-Asegurarse de que los compañeros de habitación no tienen infección.

Estomatitis o mucositis

Alteración de la mucosa del aparato digestivo. Causado por los citostáticos que destruyen las células jóvenes de la mucosa que tapiza el tubo digestivo desde la boca hasta el ano. Los cuidados se realizan desde el primer momento que empieza el tratamiento hasta que este finaliza.

Objetivo: Mantener secas y limpias las lesiones.

Cuidados de enfermería:

-Extremar medidas higiénicas del niño y cuantas personas estén en contacto con él.
-Evitar alimentos que causen erosión.
-Evitar que se introduzca en la boca objetos que puedan lesionar la mucosa oral.
-Evitar alimentos muy fríos o muy calientes, y cítricos.
-Prevenir diarrea o estreñimiento con dieta adecuada.
-Lavado de boca después de las comidas con enjuagues antimicóticos (mycostatin).

En algunos casos aparece la mucositis una vez que están en casa, por lo que es necesario que estas medidas se expliquen a los padres para que puedan llevarlas a cabo en casa.

Diarrea o estreñimiento

Objetivo: Que las deposiciones sean blandas y regulares.

Cuidados de enfermería:

-Anotar la frecuencia y consistencia de las deposiciones.
-Notificar si hay distensión abdominal.
-Adecuar la dieta

Angustia y temor

Objetivo: Que desaparezca la angustia y el temor.

Cuidados de enfermería:

-Animar al niño a expresar sus temores y preocupaciones, ayudarle a superarlos.

- Evitar comentarios médicos en la proximidad del paciente.
- Aclarar con médico y padres qué es lo que se le va a decir al niño.
- Animar y ayudar a la familia a participar en los cuidados.
- Incluir a los hermanos entre las visitas.
- Permanecer junto al paciente conversando con él. No limitarse a estar con el niño solo en los momentos en que se administra el tratamiento.
- Comprobar el mejor método para preparar al niño para las exploraciones y los análisis.
- Si el niño se vuelve irritable y exigente, permanecer calmados e intentar anticiparse a sus necesidades, pero mostrándose firme a la hora de llevar a cabo las exploraciones necesarias.

Familia angustiada y preocupada

Objetivo: Mitigar la angustia familiar.

Cuidados de enfermería:
- Animar a los padres a comentar sus temores y preocupaciones, y ayudarlos a hacer planes realistas para el futuro.
- Estar presentes cuando el médico hable con los padres.
- Establecer relación de confianza con la familia. Emplear tiempo para escuchar sus preocupaciones y deseos, en habitaciones preparadas para este fin.
- Explicar todos los procedimientos.
- Reconocer que la familia puede proyectar su irritabilidad en el personal.

Alopecia

Cuidados de enfermería:
- Aconsejar a la familia que es conveniente cortar el pelo al niño antes de que comienza a caerse.
- Asegurar al paciente que la pérdida de cabello es temporal.

Eliminación de citostáticos.

La mayor parte de ellos son eliminados por orina o heces, por tanto usar guantes al cambio de pañal y para cualquier manipulación de orina, heces y vómitos.

Cuidados de enfermería:
- Asegurar abundante ingesta de líquidos tras la administración de citostáticos para evitar retenciones de orina.
- Aumentar velocidad de perfusión durante unas horas si el niño se niega a tomar líquidos.

Aislamiento

En el caso de estos pacientes, el motivo de aislamiento sería evitar posibles riesgos de infección, normalmente cuando el recuento de leucocitos baja de 1200 o existe neutropenia importante.

Hay que tener en cuenta que un niño aislado necesita algo más que cuidados de enfermería rutinarios, pues el aislamiento intensifica la realidad del entorno hospitalario. Atender a las necesidades psicológicas y emocionales de los niños aislados es una responsabilidad importante para el equipo de enfermería, que debe prestar atención y apoyo emocional a la vez que unos cuidados eficientes .Para paliar sus temores y los de su familia se deberá:
-Explicar el motivo de ser aislado, contestando sus dudas y aclarando conceptos erróneos que puedan tener sobre su situación.
-Facilitar la presencia de los padres a pesar del aislamiento.
-Proporcionar medios con los que distraerse, como juguetes, libros, televisión, y objetos personales.

Clasificación de los efectos según su aparición en el tiempo:
Inmediatos
-Extravasación.
-Hipotensión.
-Náuseas y vómitos.
Precoces
-Mielosupresión (neutropenia, anemia, trombopenia).
-Alopecia.
-Mucositis.
Tardíos
-Cardiotoxicidad.
-Neuropatía periférica.
-Toxicidad pulmonar.
-Hepatotoxicidad.
-Nefrotoxicidad.
-Cutáneos.
-Oftálmicos.

Fuente: Elaboración propia

ANEXO 3.

PLAN DE CUIDADOS AL NIÑO CON LEUCEMIA LINFOBLASTICA AGUDA.

ÁREA HOSPITALARIA JUAN RAMÓN JIMÉNEZ.

DIAGNÓSTICO DE ENFERMERÍA
Temor R/C sentimiento de estrés causado por la hospitalización, M/P verbalizaciones del problema, inquietud, identifica el objeto del miedo, conductas de ataque, tirantez muscular.
NOC
☐Adaptación del niño a la hospitalización (1301)
Reconocimiento de la necesidad de hospitalización.
☐Nivel de miedo (1213)
Lloros.
Conducta exigente.
NIC
☐Disminución de la ansiedad (5820).
Crear ambiente que facilite la confianza.
Proporcionar objetos que simbolicen seguridad.
☐Técnicas de relajación (5880).
Sentarse y hablar con el paciente.
Frotar la espalda si procede.
☐Terapia con juegos (4430).
Proporcionar equipo hospitalario real o simulado para fomentar la expresión de conocimientos y sentimientos a cerca de la hospitalización, tratamiento o enfermedad.

DIAGNÓSTICO ENFERMERÍA
Conocimientos deficientes de la familia R/C la mala interpretación de la información, M/P la alteración de la información.
NOC
☐Conocimiento: Proceso de enfermedad (1803).
Descripción del curso habitual de la enfermedad.
Descripción de las complicaciones de la enfermedad.
NIC
☐Enseñanza: Proceso enfermedad (5206).
Evaluar el nivel actual de conocimiento de los padres relacionados con el proceso de la enfermedad.
Proporcionar información de la enfermedad, si procede.
Describir el fundamento de las recomendaciones de control/terapia/tratamiento.

DIAGNÓSTICO ENFERMERÍA

Interrupción de los procesos familiares R/C el cambio en el estado de salud de un miembro de la familia, M/P los cambios en la eficacia en la realización de las tareas asignadas, cambio en el soporte mutuo, cambios en la satisfacción con la familia.

NOC

☐ Afrontamiento de los problemas de la familia (2600).
Expresa libremente sentimientos y emociones.
Afronta problemas.
☐ Apoyo familiar durante el tratamiento (2609).
Piden información sobre el procedimiento.
Los miembros de la familia expresan sentimientos y emociones de preocupación.

NIC

☐ Apoyo a la familia (7140).
Valorar la reacción familiar frente a la enfermedad del paciente.
Escuchar las inquietudes, sentimientos y preguntas de la familia.
☐ Apoyo al cuidador principal (7040).
Animar al cuidador durante los momentos más difíciles del paciente.
Determinar el nivel de conocimiento del cuidador.
☐ Manejo de la quimioterapia (2240).
Instruir acerca de los efectos de la quimioterapia.
☐ Facilitar la presencia de la familia (7170).
Determinar las necesidades de apoyo emocional, físico, psicosocial y espiritual del paciente y de la familia y tomar las medidas oportunas para satisfacer dichas necesidades.

PROBLEMAS DE COLABORACIÓN

Dolor, diarrea, estreñimiento, mucositis, vómitos, necesidad de aportes IV/Medicación/Productos sanguíneos, fiebre.

INTERVENCIONES INTERDEPENDIENTES

- Monitorización de signos vitales (6680).
Controlar periódicamente presión sanguínea, pulso y temperatura.
- Administración de medicación intravenosa (2314).
Verificar colocación y permeabilidad del catéter intravenoso, y administrar la medicación intravenosa con velocidad adecuada.
- Mantenimiento del dispositivo de acceso venoso (2240).
Mantener técnica aséptica en la manipulación, cambios de sistemas, vendajes y tapones, vigilancia de síntomas y signos asociados a infección local o sistémica.
- Administración de productos sanguíneos (4030).
Verificar paciente correcto, tipo, sangre, Rh, nº unidad, caducidad. Enseñar al paciente-familia signos y síntomas de reacciones de la transfusión.
- Manejo de la quimioterapia (2240).
Observar efectos secundarios y tóxicos. Administrar antihemétics para náuseas y vómitos.
- Manejo de la diarrea (0460).
Solicitar a la familia que registre las características de las heces, observar piel perineal, para ver si hay irritación.

-Control de infecciones (6540).
Lavarse las manos antes y después de cada actividad de cuidados de pacientes. Usar guantes según lo exigen las normas de precaución universal.
-Administración de medicación oral (2304).
-Administración de medicación subcutánea (2317).
-Manejo del dolor (1400).
-Tratamiento de la fiebre s/p (3740).
-Restablecimiento de la salud bucal (1730).
Ayudar a realizar la higiene bucal. Aplicar anestésicos tópicos, pasta de protección bucal o analgésicos si es preciso.
-Manejo del estreñimiento/impactación (0450).
Vigilar signos y síntomas de estreñimiento. Administrar laxantes según prescripción.
POSIBLES DIAGNÓSTICOS DE AUTONOMÍA
Déficit de autocuidado en: alimentación, uso del WC, baño/higiene, vestido/acicalamiento.

Fuente: Elaboración propia

www.ingramcontent.com/pod-product-compliance
Lightning Source LLC
Chambersburg PA
CBHW081306180526
45170CB00007B/2586